# DU

# TRAITEMENT DE LA SYPHILIS

PAR LES

## FUMIGATIONS MERCURIELLES

PAR

## CHARLES MAURIAC

MÉDECIN DE L'HOPITAL DU MIDI
LAURÉAT DE L'INSTITUT (ACADÉMIE DES SCIENCES), ETC.

—

RAPPORT LU A LA SOCIÉTÉ DE MÉDECINE DE PARIS, EN MAI 1875.

—⊶⊷⊶—

## PARIS

ADRIEN DELAHAYE, LIBRAIRE-ÉDITEUR

PLACE DE L'ÉCOLE-DE-MÉDECINE

—

1875

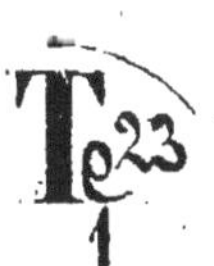

# DU

# TRAITEMENT DE LA SYPHILIS

### PAR LES

## FUMIGATIONS MERCURIELLES

Te 23
431

# OUVRAGES DU MÊME AUTEUR

**Essai sur les maladies du cœur :** *De la mort subite dans l'insuffisance des valvules sigmoïdes de l'aorte.*

**Étude sur les névralgies réflexes symptomatiques de l'orchi-épididymite blennorrhagique.** (Ouvrage couronné par l'Institut, prix Godard, année 1871.) — Savy, libraire-éditeur, 24, rue Hautefeuille.

**Leçons de Ch. West sur les maladies des femmes,** traduites de l'anglais et considérablement annotées par CHARLES MAURIAC, médecin de l'hôpital du Midi. — 1870. Savy, libraire-éditeur, 24, rue Hautefeuille.

**Recherches cliniques et expérimentales sur l'emploi du chloral dans les algies de nature vénérienne.** — *Gazette des Hôpitaux*, 1870-1871.

**Mémoire sur le paraphimosis.** — 1872. Adrien Delahaye, libraire-éditeur, place de l'École-de-Médecine.

**Mémoire sur les affections syphilitiques précoces du système osseux.** — 1872. Adrien Delahaye, libraire-éditeur, place de l'École-de-Médecine.

**Étude clinique sur l'influence curative de l'érysipèle dans la syphilis.** — 1873. Adrien Delahaye, libraire-éditeur, place de l'École-de-Médecine.

**Syphilis gommeuse** précoce et réfractaire à l'iodure de potassium. — 1874. Adrien Delahaye, libraire-éditeur.

**De la balano-posthite gangréneuse symptomatique des chancres simples;** août 1873. — *Progrès médical.*

**Du traitement de la balano-posthite et du phimosis symptomatiques des chancres simples.** — 1874. Librairie Octave Doin, place de l'École-de-Médecine.

**Du psoriasis de la langue et de la muqueuse buccale.** — 1875. Adrien Delahaye, libr.-édit., place de l'École-de-Médecine.

**Des synovites tendineuses symptomatiques de la syphilis et de la blennorrhagie.** — 1875. Adrien Delahaye, libraire-éditeur, place de l'École-de-Médecine.

### EN VOIE DE PUBLICATION :

**Mémoire sur les affections syphilitiques précoces des centres nerveux.** — (Annales de dermatologie et de syphiligraphie, 1875.)

**Des laryngopathies pendant les premières phases de la syphilis,** en collaboration avec M. le docteur Krishaber.

### POUR PARAÎTRE PROCHAINEMENT :

**Diminution des maladies vénériennes dans la ville de Paris depuis la guerre de 1870-1871.** (Leçon faite à l'hôpital du Midi en mai 1875.)

**De la rareté actuelle du chancre mou.** (Leçon faite à l'hôpital du Midi en juin 1875.)

**Leçon sur la syphilose naso-pharyngée,** faite à l'hôpital du Midi en juin 1875.

# DU
# TRAITEMENT DE LA SYPHILIS

PAR LES

## FUMIGATIONS MERCURIELLES

PAR

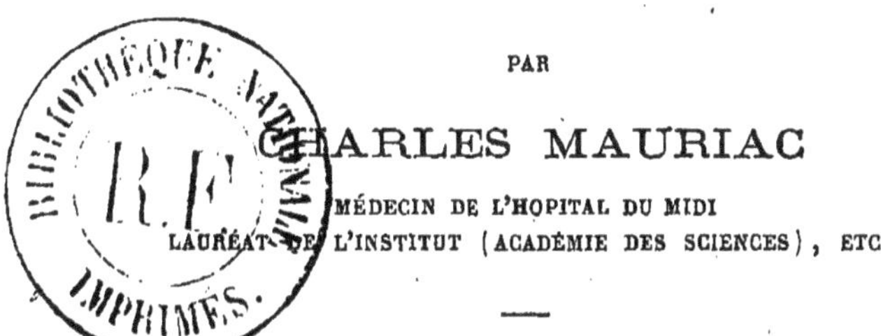

### CHARLES MAURIAC

MÉDECIN DE L'HOPITAL DU MIDI

LAURÉAT DE L'INSTITUT (ACADÉMIE DES SCIENCES), ETC.

—

RAPPORT LU A LA SOCIÉTÉ DE MÉDECINE DE PARIS, EN MAI 1875.

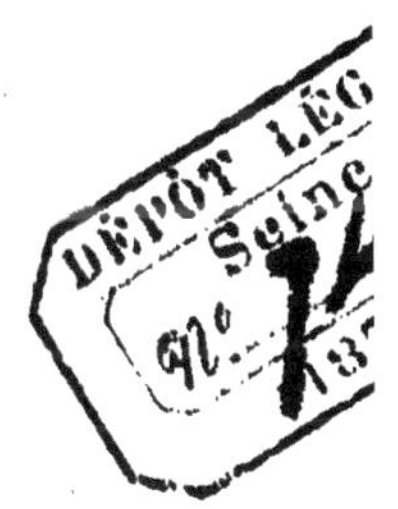

PARIS

ADRIEN DELAHAYE, LIBRAIRE-ÉDITEUR

PLACE DE L'ÉCOLE-DE-MÉDECINE

—

1875

Extrait de la *Gazette des Hôpitaux*.

# DU

# TRAITEMENT DE LA SYPHILIS

PAR LES

# FUMIGATIONS MERCURIELLES

Messieurs, notre honorable confrère M. le docteur Horteloup, chirurgien de l'hôpital du Midi, nous a lu, à l'appui de sa candidature comme membre de la Société de médecine de Paris, une note sur le *Traitement de la syphilis par les fumigations mercurielles.*

## I.

C'est une méthode qui n'est pas nouvelle dans la thérapeutique de cette maladie, puisque, avant d'administrer le mercure à l'intérieur, ce qui fut tenté pour la première fois par Matthiole, vers 1535, les anciens syphiliographes l'employaient à l'extérieur sous forme de *frictions* et de *fumigations*. Or, en agissant ainsi, ils avaient l'avantage de mettre en œuvre, du même coup, l'action topique du médicament sur les affections de la peau et des muqueuses, et sa vertu curative sur l'unité morbide, c'est-à-dire sur le principe même de la force malfaisante dont les manifestations étaient alors si multiples et si redoutables.

Cette pratique, affolée pour ainsi dire par la terreur qu'inspirait l'épidémie du seizième siècle, et tombée aux mains des empiriques à qui toutes les audaces paraissaient permises, parce que toutes les tentatives les plus rationnelles avaient échoué, devint presque aussi dangereuse et aussi funeste que la syphilis.

Il y avait, dit Astruc, deux sortes de fumigations, les unes *bénignes*, et les autres *malignes*, suivant la qualité des drogues dont elles étaient composées.

Les premières consistaient en matières résineuses, baumes ou parfums de différentes espèces.

Les secondes étaient faites avec les mêmes substances auxquelles on ajoutait des préparations mercurielles, telles que le *cinabre*, le *précipité rouge*, le *turbith minéral*, et même le *sublimé corrosif*.

On saignait préalablement le malade; puis on le soumettait à l'usage des altérants ou des purgatifs pour tempérer les humeurs. Ainsi préparé, on l'enfermait dans une étuve bien close, et on le plaçait là sous une espèce de pavillon qu'on appelait communément *l'archet*. A ses pieds était un réchaud plein de braise; on y jetait à diverses reprises les trochisques ou les poudres dont les vapeurs agissaient sur la peau et la muqueuse des voies respiratoires pendant une heure, une demi-heure ou trois quarts d'heure, chaque jour, suivant les forces de l'organisme et la gravité de la maladie.

Souvent les malades tombaient dans l'asthme, la toux, l'hydropisie et le marasme. Aussi les moins téméraires des médecins de cette époque déclaraient-ils qu'on ne devait recourir aux fumigations que dans les véroles invétérées, rebelles à tout autre remède et chez les personnes douées d'une robuste complexion.

## II.

Sans doute, messieurs, que les graves inconvénients de ce mode de traitement étaient de nature à inspirer aux malades et aux médecins les plus sérieuses inquiétudes. Aussi sa vogue ne fut-elle pas de longue durée. La circonspection vient après l'excès ; la prudence succéda à la témérité ; et, l'indication se rétrécissant et se raréfiant de plus en plus, soit parce que les affections syphilitiques étaient moins graves, soit parce qu'elles cédaient à des moyens plus doux, moins dangereux et d'un maniement plus facile, il arriva que l'abus, le temps, la mode, de nouvelles conceptions pathologiques sur la nature de la maladie, etc., firent tomber les fumigations dans un discrédit exagéré.

C'est ce qu'ont pensé sans doute quelques praticiens éminents de notre époque, et ils ont cherché à réhabiliter la méthode par la mesure, la réserve et l'opportunité de son application.

### III.

Peut-être l'enthousiasme est-il allé un peu trop loin dans une tentative si estimable et si digne d'être encouragée. En voulez-vous une preuve? Celui qui en a eu le premier l'idée, M. Langston Parker (de Birmingham), ne dit rien moins que ceci : ... Les fumigations mercurielles constituent le traitement « *le plus sûr, le plus actif, le plus certain, le moins fréquemment suivi de récidives et le plus efficace dans les cas opiniâtres* ».

Vous voyez *a priori* l'exagération.

**MM.** Henri Lée, Bumstead (de New-York), Henri Guéneau (de Mussy) ont aussi expérimenté les fumigations, et ces savants médecins, qui n'emploient que les fumigations de calomel pour éviter l'irritation de la muqueuse des voies respiratoires provoquée par les vapeurs de cinabre, s'accordent à vanter leurs effets curatifs et l'innocuité de leur application.

### IV.

M. le docteur Horteloup a voulu contrôler ces résultats. Il l'a fait en expérimentateur habile et prudent. Sans doute il n'a pas résolu

complétement la question; sous ses éloges et à côté de ses espérances, il y a quelques réserves et quelques hésitations; on trouve
dans son travail bien des points encore obscurs, du hasard ou trop de
facilité à admettre le succès, et un contrôle auquel manque peut-être
la double sanction du nombre et du temps, sans compter la comparaison précise, rigoureuse, avec des méthodes plus simples, aussi
sûres et d'une application infiniment moins embarrassante.

V.

Quoi qu'il en soit, messieurs, le travail qui vous est soumis four-
nira des documents précieux sur la question si controversée du traitement de la syphilis. Il mérite donc d'être étudié et analysé avec
soin.

Il se termine par ces deux conclusions :

« Les fumigations de calomel peuvent être employées contre les
accidents syphilitiques dans les conditions suivantes :

« 1° Seules, contre les manifestations ulcéreuses précoces, plaques
muqueuses, impétigo, ecthyma superficiel;

« 2° Associées à l'iodure de potassium contre les accidents plus tar-
difs, syphilides tuberculo-ulcéreuses, pustulo-crustacées, ecthymas
profonds. »

M. le docteur Horteloup est arrivé à ces conclusions après avoir
expérimenté d'une manière suivie cette méthode de traitement par
les fumigations de calomel, sur 133 malades.

Sur ce chiffre de 133 il y a eu 41 insuccès, 11 améliorations et
81 guérisons complètes, du moins au moment de la sortie de l'hôpital.

Les 81 malades guéris étaient atteints d'accidents syphilitiques
consécutifs variés, tels que plaques muqueuses, roséoles érythéma-
teuses, syphilides papuleuses, syphilides ulcéreuses légères. Ces
accidents appartenaient tous à la première phase de la maladie

constitutionnelle et faisaient partie de la première et de la deuxième poussée des manifestations.

Chaque malade a pris en moyenne treize fumigations.

La disparition des accidents aurait eu lieu dans la majorité des cas après six ou sept fumigations. Or, comme on peut donner une fumigation tous les jours, il ne faudrait donc qu'un septenaire pour guérir les accidents énumérés ci-dessus, ou quinze jours à trois semaines, suivant qu'on mettrait entre chaque fumigation un intervalle de un ou de deux jours.

## VI.

M. le docteur Horteloup attire l'attention sur des résultats si surprenants. Les plaques muqueuses végétantes et confluentes subissent surtout l'action curative des vapeurs du calomel avec une rapidité très-grande. L'auteur cite un cas où ces lésions syphilitiques avaient atteint d'effrayantes proportions. Au bout de deux fumigations leur odeur et leur sécrétion avaient disparu ; à la quatrième, les excroissances avaient diminué de moitié, et, à la sixième, il ne restait plus qu'une teinte rosée qui s'effaça en quelques jours. On n'eut recours à aucun autre moyen hygiénique ou thérapeutique. Aux fumigations seules revint l'honneur du résultat.

Avant d'aller plus loin, je me permettrai, messieurs, de faire une remarque au sujet des plaques muqueuses génitales, scrotales, périnéo-anales, vulvaires, etc. De toutes les manifestations syphilitiques, ce sont peut-être celles dont on triomphe le plus aisément et le plus vite. Le repos seul, des soins de propreté, des pansements destinés à séparer et à isoler les surfaces malades, quelques bains, etc., en un mot les moyens hygiéniques les plus simples produisent en très-peu de temps une remarquable amélioration. Si vous ajoutez à cela quelques cautérisations légères, avec le nitrate d'argent, par exemple, vous verrez les excroissances fondre pour ainsi dire à vue d'œil. Il faut avoir été témoin de pareils faits pour affirmer, comme je ne crains pas de le faire, que les plaques muqueuses ne peuvent pas servir de base sérieuse pour expérimenter une médication spécifique dirigée soit contre le principe même de la maladie, soit contre l'ensemble si varié de ses manifestations.

## VII

Parmi ses malades, M. le docteur Horteloup compte 32 insuccès, et il reconnaît que les fumigations seules, même en grand nombre, ne donnent aucun résultat dans les syphilides précoces sèches, ni dans les syphilides ulcéreuses tardives qui sont sur la limite des accidents tertiaires.

Aussi, se fondant sur les excellents résultats du traitement mixte, a-t-il associé à l'emploi des fumigations l'iodure de potassium, et c'est de cette façon qu'il a obtenu, dit-il, de très-beaux et de très-rapides succès.

Parmi ces succès, notre confrère rapporte le cas d'une syphilide papulo-tuberculeuse et ecthymateuse, dont la date n'est pas indiquée et qui ayant été inutilement traitée pendant plus d'un mois par des pilules de proto-iodure et des bains de sublimé, fut guérie en moins de cinq semaines par 21 fumigations et 2 grammes d'iodure de potassium pris chaque jour.

Mais, dans l'appréciation d'une cure aussi rapide, faut-il mettre tout à l'actif des fumigations et de l'iodure, et leur attribuer exclusivement la guérison?.... Ne pensez-vous pas, comme moi, que le traitement interne par le mercure, préalablement institué et suivi pendant longtemps, avait déjà diminué l'action morbide, relevé les forces plastiques et préparé l'organisme à subir l'influence salutaire d'une nouvelle médication, qui ne faisait que continuer et achever l'œuvre réparatrice déjà commencée?

## VIII

D'ailleurs, messieurs, ces sortes de syphilides ulcéreuses, quand elles ne sont pas malignes et que le terrain sur lequel elles s'établissent n'a pas été déjà ou n'est pas devenu par leur fait, ruiné, cachectique et incapable de toute réaction salutaire, soit spontanément, soit sous l'influence des remèdes et de l'hygiène, ces sortes de syphilides ulcéreuses guérissent quelquefois très-vite, beaucoup plus vite même que certaines formes sèches.

Je m'en suis convaincu bien des fois. Le sirop de bi-iodure ioduré dans lequel on varie, suivant les cas, les proportions du bi-iodure et de l'iodure de potassium, des pansements avec un mélange de pâte de Vigo *cum mercurio* et d'onguent napolitain, que je fais préparer à l'hôpital du Midi, des toniques, un peu d'exercice et le grand air, tel est l'ensemble des moyens que j'emploie, et dont je garantirais le succès si, dans les questions de thérapeutique en général, et même de thérapeutique syphilitique, nos espérances les mieux fondées n'étaient trop souvent déçues.

Ce même traitement, je l'applique aussi aux syphilides ulcéreuses précoces et malignes.

Mais ici l'organisme étant déjà cachectisé, s'épuise en réactions curatives qui avortent, et il devient rapidement incapable de concevoir l'action thérapeutique et de lui laisser porter ses fruits. Bien plus, cette action thérapeutique, outre qu'elle est annihilée, se transforme quelquefois, dans les plus mauvais cas, en action nuisible, et on voit se développer tout à coup ou peu à peu, ce germe d'intoxication qui se trouve au fond de tous les remèdes doués d'une puissante individualité spécifique. Il faut alors renoncer à toute médication et se contenter de relever, par l'hygiène et les corroborants ordinaires, les forces défaillantes de l'économie.

## IX

Je n'entrerai pas plus avant, messieurs, dans cette grosse question du traitement de la syphilis. Plus d'une fois, sans doute, nous aurons à y revenir, et dans le sein de cette société, chacun de nous pourra exposer sa manière de voir, la soutenir et la soumettre à la discussion. Il y a tant de divergences dans les opinions médicales, surtout en ce qui concerne la thérapeutique, qu'il est peu probable que nous soyons tous du même avis.

Mais revenons aux fumigations. Je suis disposé à croire, avec M. le docteur Horteloup, qu'elles sont un adjuvant peut-être efficace, dans quelques formes de syphilide ulcéreuse.

Est-ce à dire qu'elles méritent tous les éloges qu'on leur a décernés dans ces derniers temps en Angleterre et en Amérique? Défiez-vous de cet enthousiasme de fraîche date, et n'admettez pas avec M. Parker (de Birmingham), qu'elles constituent « le traitement le *plus sûr, le plus actif, le plus certain, le moins fréquemment suivi de récidives, et le plus efficace dans les cas opiniâtres.* »

Que ne devrait-on pas dire alors des *frictions mercurielles*, cette autre méthode antique du traitement de la syphilis, bien autrement active que les fumigations, et qui, celle-là, est digne à coup sûr des efforts de réhabilitation qu'on a tentés en sa faveur! Du reste, ces efforts n'ont pas été stériles. On trouve dans les formes sèches et invétérées des syphilides, et dans les syphiloses viscérales précoces ou tardives, tant d'occasions de constater l'énergique influence des frictions mercurielles, soit sur le principe virulent, soit sur ses manifestations, qu'aucune comparaison n'est possible entre ces deux méthodes qui rivalisaient autrefois. Comme toutes les choses de ce monde, elles ont eu leur période de grandeur et de décadence. Elles émergent aujourd'hui de l'oubli, mais avec des chances inégales. La pratique des frictions occupe et occupera une place de plus en plus grande dans la thérapeutique syphilitique. Je n'oserais pas dire qu'il en sera de même de la pratique des fumigations.

X

Comment ces fumigations agissent-elles? Est-ce par la peau, ou par la muqueuse pulmonaire, ou par ces deux voies que se fait l'absorption du principe médicamenteux, c'est-à-dire du calomel vaporisé?

M. Bumstead (de New York) pense que l'absorption par la peau est très-faible, qu'elle s'effectue dans les petites ramifications bronchiques et les cellules pulmonaires, et que l'effet sur toute l'économie est en raison directe de la quantité de vapeur inhalée par le patient.

M. Horteloup partage cette manière de voir. Il croit que la peau non ulcérée absorbe fort peu, ou même n'absorbe pas du tout, et c'est à cela qu'il attribue l'insuccès des fumigations dans les syphilides sèches et leur efficacité dans les syphilides ulcéreuses.

A l'appui de cette idée, il rapporte une expérience ingénieuse qu'il a faite sur un malade, syphilitique depuis deux ans, et couvert d'une syphilide papuleuse confluente. Cette syphilide fut abandonnée à sa marche naturelle, et lorsqu'elle eut atteint la plénitude de son efflorescence, on fit appliquer sur la peau un vésicatoire de 10 centimètres carrés. Le lendemain, la cloche du vésicatoire fut enlevée et le malade soumis aux fumigations. Dès la quatrième, les papules avaient pâli et s'étaient affaissées; à la huitième, il ne restait plus que des macules sans élevures. Ce résultat est si beau que M. Horteloup le considère comme exceptionnel, et n'ose espérer en obtenir un semblable dans tous les cas. Je regrette qu'il n'ait pas recommencé cette expérience. Peut-être le succès n'eût-il pas été aussi brillant que dans la première.

## XI

Quoi qu'il en soit, la pratique des fumigations a perdu de ses dangers et de ses inconvénients, depuis qu'on se sert de la vapeur de calomel, mélangée avec de la vapeur d'eau (1). Les malades supportent bien ce traitement. La salivation est rare; on observe quelquefois un peu de dyspnée, qu'il est facile de faire disparaître en donnant accès à l'air du dehors. M. Bumstead a vu survenir chez quelques-uns de ses malades de l'affaiblissement et de la maigreur.

Quant au procédé opératoire, il est un peu compliqué dans sa simplicité, surtout si on le compare au traitement ordinaire, et ce sera toujours là sans doute un grand obstacle à sa vulgarisation.

---

(1) Le procédé de vaporisation du calomel au moyen de l'eau chauffée à 100 degrés a l'avantage de ne donner qu'un mélange de vapeurs d'eau et de calomel.

Il n'en serait pas de même si l'on projetait le calomel sur une plaque de porcelaine suffisamment chauffée pour le volatiliser. Les vapeurs qui se dégageraient alors seraient composées de vapeurs de mercure métallique, de vapeurs de sublimé et de vapeurs de calomel. Elles seraient infiniment plus dangereuses que les premières.

Le calomel se vaporise beaucoup plus difficilement que le cinabre ou sulfure de mercure, dont on faisait si fréquemment usage autrefois pour les fumigations. Inhalées, ces fumigations étaient très-irritantes pour les poumons, et devaient intoxiquer rapidement les malades. Outre le mercure libre à l'état de vapeur, il y avait, dans les fumigations de cinabre, des vapeurs de soufre et de l'acide sulfureux. Du reste, ces vapeurs avaient une composition variable, suivant la température. Cinq grammes de cinabre (c'est-à-dire 4 grammes de mercure et 1 gramme de soufre) chauffés à 100 degrés, ne donnent que des milligrammes de mercure en vapeur ; à 200 degrés, ce sont des centigrammes; à 300 degrés, c'est par grammes que se compte le mercure vaporisé; il y a, en outre, des vapeurs de soufre et d'acide sulfureux. Au rouge, on vaporise presque tout le mercure du cinabre. Il était donc prudent, dans a pratique des fumigations par le cinabre, d'empêcher l'inhalation.

On enferme le malade dans une chambre close, on le recouvre de tissus molletonnés ou d'une couverture de laine, afin de faciliter la sudation, et on le laisse exposé pendant vingt-cinq ou trente minutes aux vapeurs médicamenteuses qu'on obtient de la manière suivante :

Sur un appareil à chauffer on place une cuvette remplie d'eau. Au milieu de cette cuvette, on installe une coupelle de métal dans laquelle on a mis de 1 gramme à 3 ou 4 grammes de calomel. Il faut plus d'un grand quart d'heure, en chauffant bien, pour que tout le calomel se vaporise. Les vapeurs se mêlent à celles d'eau, et, au bout de dix minutes environ, les malades sont couverts de sueur. L'opération est répétée tous les deux ou trois jours, et la moyenne du traitement est de 19 fumigations.

## XII

Un des avantages que les médecins anglais et américains attribuent à ce traitement, c'est qu'il est moins souvent suivi de récidive que les autres. Sans être aussi affirmatif qu'eux, M. Horteloup est un peu de leur avis.

Quant à moi, messieurs, je considère la question des récidives, que chacun tâche de résoudre à l'avantage de sa méthode, et avec des statistiques plus ou moins incomplètes, comme une des plus obscures et des plus insaisissables de la thérapeutique syphilitique.

Vous aurez beau faire manœuvrer de grosses colonnes de chiffres, nous donner le nombre des malades entrés, sortis, puis revenus ici ou là, ou non revus, et, dans ce cas, considérés comme guéris, vous ne porterez pas la conviction dans les esprits (1).

---

(1) La syphilis, en effet, traitée ou non traitée, récidive presque fatalement, à des intervalles plus ou moins éloignées, sous des formes plus ou

Pourquoi les fumigations mercurielles, qui n'agissent sans doute qu'en faisant pénétrer dans l'économie une quantité plus ou moins considérable de mercure, préviendraient-elles les récidives plutôt que les autres méthodes? Ces dernières n'introduisent-elles pas aussi

---

moins graves ou légères, pendant les premières années de son évolution. Il est dans son essence de procéder par poussées successives. J'ai très-rarement vu des malades n'avoir qu'une seule explosion d'accidents consécutifs. Et puis, alors même que des manifestations se sont éteintes depuis longtemps, peut-on affirmer qu'il n'en surviendra pas de nouvelles? Quel est le signe infaillible qui donnera la certitude que la ma'adie constitutionnelle n'existe plus, que tous ses germes sont morts spontanément ou ont été radicalement détruits? Et si nous n'en possédons pas, quelle confiance doivent inspirer des statistiques, qui n'embrassent qu'une période en général assez courte de la vie des malades? Ah! si les statisticiens avaient observé les syphilitiques dont ils parlent depuis l'accident primitif jusqu'à la mort; s'ils avaient noté toutes les péripéties de leur existence morbide abandonnée à elle-même ou traitée par les différents modes des médications spécifiques, etc., etc.; s'ils avaient réuni dans leurs tableaux, supputé et comparé un grand nombre de cas semblables, on serait mal venu de ne pas prendre leurs arguments en sérieuse considération. Mais ce travail a-t-il été fait et pourra-t-on le faire sur une échelle assez vaste pour réduire à néant toutes les objections?

Que voit-on dans la pratique de chaque jour? Des malades (c'est le plus grand nombre), qui guérissent après trois ou quatre poussées d'accidents superficiels, à l'aide d'une médication très-simple, ou même sans son secours; d'autres, dont les manifestations syphilitiques, plus longues, plus profondes, plus nombreuses, ne sont que difficilement domptées par les traitements spécifiques les plus variés, les mieux institués et les plus scrupuleusement suivis; d'autres, chez lesquels la propriété qu'ils possèdent de mettre en œuvre l'action curative des spécifiques, n'est pas incompatible avec une déplorable aptitude à concevoir l'action morbide et à en perpétuer les effets sous forme de poussées sans cesse renaissantes; d'autres enfin (c'est l'exception) qui, par le fait d'un rapide épuisement des forces agissantes et radicales, tombent, après une série d'actions morbides répétées et de réactions salutaires incomplètes, dans un état de marasme sans issue et de cachexie irrémédiable, etc., etc.

du mercure dans l'économie? Le mercure aurait-il une autre action, une autre vertu curative, une autre portée , parce qu'il a suivi telle ou telle voie pour atteindre le théâtre où ses effets vont se produire? Qu'il y ait des différences, je le veux bien, mais ne proviennent-elles pas de la quantité du remède qui imprègne l'organisme à un moment et dans un laps de temps donnés, plutôt que de la façon dont on parvient à l'imprégner (1)?

---

(1) Il est plus facile de poser cette question que de la résoudre. Sans nul doute, les effets de l'intoxication hydrargyrique varient suivant que le mercure pénètre de telle ou telle façon dans l'organisme. Les frictions avec l'onguent napolitain ne déterminent-elles pas surtout la salivation, la fièvre mercurielle, la diarrhée, l'eczéma rubrum, tandis que les vapeurs mercurielles, absorbées par la surface pulmonaire semblent concentrer principalement leur action sur les centres nerveux? N'est-il pas excessivement rare d'observer le tremblement mercuriel au début d'un traitement hydrargyrique? Le fait cependant peut se produire : les observations de Colson (*Arch. de méd.*, t. XV) le prouvent d'une manière péremptoire. Quant à moi, je n'en ai observé aucun cas chez les sujets hydrargyrisés dans un but thérapeutique.

Mais un syphiliographe éminent, M. le docteur Diday, dans ses leçons si remarquables sur l'*Histoire naturelle de la syphilis*, rapporte quelques cas fort intéressants de tremblement nerveux qui se sont développés sous ses yeux, à la suite de l'administration modérée du mercure, faite soit par lui, soit par d'autres médecins. Une fois le tremblement nerveux survint dès la troisième friction ; dans les autres cas le remède était pris à l'intérieur. Quelles proportions n'aurait pas atteintes cet accident nerveux, chez des sujets aussi malheureusement prédisposés, si on les avait soumis à la méthode des fumigations hydrargyriques!...

Quoi qu'il en soit, c'est surtout le mercure cru, le mercure en vapeurs, absorbé par la surface pulmonaire, qui donne lieu à ces graves névropathies toxiques. Van Swieten raconte, d'après un médecin anglais, que le gonflement des gencives et une série d'accidents mercuriels formidables commencèrent trois heures après une fumigation de 1 gr 50 de cinabre.

Que faut-il en conclure? C'est que l'absorption du mercure par le poumon présente infiniment plus de dangers que l'absorption par la peau, par la mu-

## XIII

Je ne veux pas, messieurs, m'étendre plus longuement sur ce sujet. Qu'il me suffise de vous dire, en terminant, que si les fumigations, sous la forme mitigée où on les emploie aujourd'hui, peuvent rendre des services qu'on aurait tort de dédaigner, elles sont loin d'être dignes du rôle capital que quelques médecins voudraient leur donner dans la thérapeutique de la syphilis. Fussent-elles bien plus actives qu'elles ne le sont, elles auront toujours contre elles l'embarras, la difficulté de leur application. Elles resteront à l'état de méthode exceptionnelle, expérimentale et satellite d'autres médications plus simples, plus puissantes, d'un maniement plus facile et d'un dosage plus calculable.

Néanmoins nous sommes heureux qu'un observateur aussi habile et aussi prudent que M. le docteur Horteloup, ait bien voulu les expé-

---

queuse gastro-intestinale et par le tissu cellulaire. Je ne veux pas ici en rechercher la cause ; mais indépendamment de toute idée théorique, ne peut-on déduire de ces considérations un enseignement pratique? Ne doit-on pas, sinon proscrire d'une manière absolue, du moins réserver pour les cas exceptionnels et comme ressource extrême, une méthode d'administration qui ne tient même pas la balance égale entre l'action toxique et l'action thérapeutique d'un médicament, mais qui favorise et aggrave la première sans augmenter positivement la seconde.

Je ne parle, bien entendu, que de la fumigation *complète*, c'est-à-dire avec inhalation des vapeurs mercurielles. Quant à la fumigation *incomplète* ou sans inhalation, elle est loin d'être aussi dangereuse. C'est une méthode de traitement topique, dont on retire quelquefois de grands avantages.

Pour ne rien omettre, il faudrait rechercher aussi quel est le rôle que joue la sudation, qui se trouve forcément associée à ces deux espèces de fumigations.

rimenter dans son service, et votre commission a l'honneur de vous proposer :

De lui adresser des remercîments et de le nommer membre titulaire de la Société de médecine de Paris.

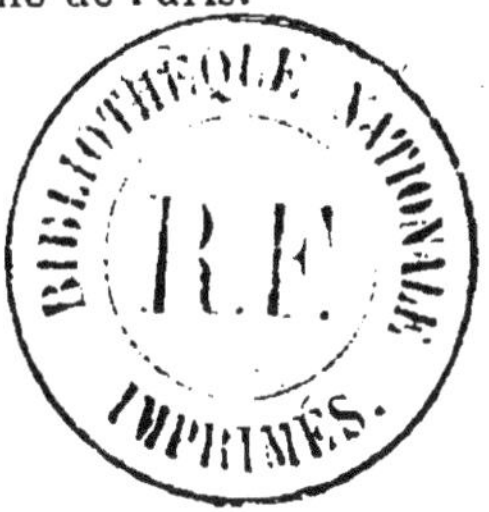

BIBLIOTHÈQUE NATIONALE
R. F.
IMPRIMÉS.

Paris. — Typographie Georges Chamerot, rue des Saints-Pères, 19.

# OUVRAGES DU MÊME AUTEUR

**Essai sur les maladies du cœur :** *De la mort subite dans l'insuffisance des valvules sigmoïdes de l'aorte.*

**Étude sur les névralgies réflexes symptomatiques de l'orchi-épididymite blennorrhagique.** (Ouvrage couronné par l'Institut, prix Godard, année 1871.) — Savy, libraire-éditeur, 24, rue Hautefeuille.

**Leçons de Ch. West sur les maladies des femmes,** traduites de l'anglais et considérablement annotées par CHARLES MAURIAC, médecin de l'hôpital du Midi. — 1870. Savy, libraire-éditeur, 24, rue Hautefeuille.

**Recherches cliniques et expérimentales sur l'emploi du chloral dans les algies de nature vénérienne.** — *Gazette des Hôpitaux,* 1870-1871.

**Mémoire sur le paraphimosis.** — 1872. Adrien Delahaye, libraire-éditeur, place de l'École-de-Médecine.

**Mémoire sur les affections syphilitiques précoces du système osseux.** — 1872. Adrien Delahaye, libraire-éditeur, place de l'École-de-Médecine.

**Étude clinique sur l'influence curative de l'érysipèle dans la syphilis.** — 1873. Adrien Delahaye, libraire-éditeur, place de l'Ecole-de-Médecine.

**Syphilis gommeuse** précoce et réfractaire à l'iodure de potassium. — 1874. Adrien Delahaye, libraire-éditeur.

**De la balano-posthite gangréneuse symptomatique des chancres simples;** août 1873. — *Progrès médical.*

**Du traitement de la balano-posthite et du phimosis symptomatiques des chancres simples.** — 1874. Librairie Octave Doin, place de l'École-de-Médecine.

**Du psoriasis de la langue et de la muqueuse buccale.** — 1875. Adrien Delahaye, libr.-édit., place de l'École-de-Médecine.

**Des synovites tendineuses symptomatiques de la syphilis et de la blennorrhagie.** — 1875. Adrien Delahaye, libraire-éditeur, place de l'École-de-Médecine.

EN VOIE DE PUBLICATION :

**Mémoire sur les affections syphilitiques précoces des centres nerveux.** — (Annales de dermatologie et de syphiligraphie, 1875.)

**Des laryngopathies pendant les premières phases de la syphilis,** en collaboration avec M. le docteur Krishaber.

POUR PARAÎTRE PROCHAINEMENT :

**Diminution des maladies vénériennes dans la ville de Paris depuis la guerre de 1870-1871.** (Leçon faite à l'hôpital du Midi en mai 1875.)

**De la rareté actuelle du chancre mou.** (Leçon faite à l'hôpital du Midi en juin 1875.)

**Leçon sur la syphilose naso-pharyngée,** faite à l'hôpital du Midi en juin 1875.

Paris. — Typographie Georges Chamerot, rue des Saints-Pères, 19.

www.ingramcontent.com/pod-product-compliance
Ingram Content Group UK Ltd.
Pitfield, Milton Keynes, MK11 3LW, UK
UKHW020145080726
13614UKWH00005B/2412